Die Broschüre zum Einfach Abnehmen System

**Für Ihre Traumfigur
Abnehmen mit System**

ISBN 978-3-7347-4262-0

**Herstellung und Verlag:
BoD - Books on Demand, Norderstedt**

Wichtiger Hinweis

Inhalt

Vorwort

Herzlichen Glückwunsch zum Kauf unseres Systems. Bei der Entwicklung haben wir größten Wert darauf gelegt, dass Sie unser System möglichst schnell und einfach umsetzen können. Denn wir wollen Ihnen keine entbehrungsreiche Diät zumuten oder Sie mit einem Sportprogramm für einen Marathonläufer quälen. Das würde ohnehin nicht lang funktionieren.

Wir möchten Ihnen ein wohldurchdachtes Konzept an die Hand geben, das wir Ihnen mit dieser Broschüre erläutern. Ein paar Veränderungen in Ihrem Alltag werden wir Ihnen empfehlen. Aber Sie werden überrascht sein, wie einfach es ist, unser System in Ihren Tagesablauf zu integrieren und hoffentlich schon bald Stolz auf Ihren Abnehmerfolg sein.

Gesundheit ist für jeden von uns eine wichtige Angelegenheit, da ein guter Gesundheitszustand einen unschätzbaren Gewinn darstellt. Unlängst haben die Angewohnheiten, viel zu sitzen, unregelmäßige Essgewohnheiten sowie sich wandelnde Freizeitbedürfnisse unsere Gesundheit nachteilig beeinflusst.

Eines der Hauptprobleme ist der Überschuss von Fett. Dieser Überschuss führt zu Fettleibigkeit. Viele Leute leiden nicht nur an körperlichen Problemen, sondern erleiden auch ein emotionales Trauma. Es gibt Millionen von Leuten, die abnehmen möchten und Fettpolster an gewissen Körperteilen verringern wollen.

Es gibt so viele Fitnessprogramme wie Aerobic, Yoga, Gymnastik und so weiter, die Programme zum Abnehmen eingeführt haben. Millionen von Personen – vielleicht sind Sie eine davon – haben die Erfahrung gemacht, wie effektiv diese Programme sein können. Aber es ist nicht so einfach, diese Programme durchzuführen. Wir müssen so viel opfern und uns dafür einsetzen.

Manchmal brauchen die etwas dicklicheren und vor allem die fettleibigen Leute länger als die weniger dicken, um abzunehmen.

Eine Diät ist die am meisten verbreitete Vorgehensweise, wenn es darum geht, Extrapfunde zu verlieren. Sie ist aber nicht immer die beste, da sich viele für einige Tage herunterhungern und dazu neigen, dann wieder mehr zu sich zu nehmen, um ihr Verlangen nach Essen zu stillen.

Sie erfordert die Anpassung unserer täglichen Essgewohnheiten, und bevor man eine Diät beginnt, sollte man einen Ernährungsberater aufsuchen.

Personen, die übergewichtig sind, haben ein erhöhtes Risiko einer koronaren Herzkrankheit, eine erhöhte Überbelastung der tragenden Gelenke, verringertes Selbstbewusstsein und ziehen Beziehungen mit Mitmenschen in Mitleidenschaft. Sie beschränken ihre täglichen Aktivitäten und setzen ihr Leben einem größeren Risiko aus. Fettleibigkeit ist mit einer Reihe körperlicher sowie psychischer Probleme verbunden.

Es gibt Millionen von Leuten, die unter Fettleibigkeit leiden. In den letzten 20 Jahren hat die Fettleibigkeit unter Erwachsenen deutlich zugenommen. Ein Problem, das mit den Essgewohnheiten zusammen hängt, ist Fettleibigkeit. Emotionales Leiden kann eines der schmerzhaftesten Bestandteile der Fettleibigkeit sein. Viele Leute irren sich,

indem sie annehmen, fettleibige Menschen seien gefräßig, faul, oder beides.
Als Ergebnis davon stehen fettleibige Menschen oft Vorurteilen oder Diskriminierung auf dem Arbeitsmarkt, in der Schule und in gesellschaftlichen Situationen gegenüber. Gefühle wie Ablehnung, Scham oder Depressionen sind weit verbreitet.

Wissenschaftlich ausgedrückt entsteht Fettleibigkeit, wenn ein Mensch mehr Kalorien zu sich nimmt als er verbraucht.
Einige Leute neigen zur Fettleibigkeit, da sie weniger Kalorien zum Überleben benötigen als schlankere Leute.
Das Ungleichgewicht der Kalorieneinnahme und der Kalorienverbrennung ist von Mensch zu Mensch verschieden. Daher kann sich eine genetisch bedingte Tendenz zur Fettleibigkeit in einem verringerten Stoffwechselumsatz äußern.

Die einzelnen Bausteine

Mit unserem System bekommen Sie vielfältige Unterstützung bei Ihrem Ziel, Ihr Gewicht zu verringern. Im Einzelnen besteht unser System aus den folgenden Bausteinen.

Die Broschüre Für Ihre Traumfigur

Dieser Bestandteil ist recht einfach auszumachen, Sie lesen gerade darin. Hier erklären wir Ihnen genau, wie Sie mit unserem System einfach und gesund abnehmen können. Sie bekommen alle nötigen Informationen, um sofort anzufangen, und unser System erfolgreich bis zu Ihrem Wunschgewicht anzuwenden.

Online-Kundenbereich

Im Online-Kundenbereich bekommen Sie eine Fülle von Informationen zur einfachen Umsetzung unseres Systems. Haben Sie unser System für drei Monate bestellt, dann können Sie den Kundenbereich auch für alle drei Monate nutzen. Im Kundenbereich bekommen Sie folgende Leistungen:

- Berechnung Ihres Body-Mass-Index sowie Ihres Tagesbedarfs an Lipos.
- Auf Sie individuell abgestimmte Rezeptvorschläge entsprechend Ihres Grundumsatzes.
- Lipos für viele Lebensmittel.
- Individueller Email-Support.

Den Zugangscode und die Webadresse haben wir Ihnen automatisch zusammen mit der Benachrichtigung über den Versand der Ware per Email zugeschickt.

Die Kapseln

Die Kapseln sind ein Nahrungsergänzungsmittel. Diese sind nicht dazu geeignet, Krankheiten zu heilen. Die Zutaten finden Sie auf der Verpackung der Kapseln.

Unsere Kapseln werden in Deutschland hergestellt und unterliegen einer ständigen Qualitätskontrolle. Die Herstellung erfolgt nach dem hohen Qualitätsstandard "GMP" (Good Manufacturing Practice) bzw. unterliegt dem deutschen Lebensmittelrecht. Unternehmen, welche nach GMP produzieren, richten sich nach dem Qualitätsstandard der WHO (World Health Organisation), erfüllen die rechtlichen Anforderungen und gewährleisten Produktsicherheit durch nachweislich sichere Herstellungs- und Prüfprozesse.

Wir empfehlen, vor der ersten Mahlzeit des Tages eine Kapsel zu verzehren. Sie können die Kapsel im ganzen mit etwas Wasser schlucken oder aber die Kapsel öffnen und das Pulver entnehmen. Wenn Sie letzteres tun, dann sollten Sie das Pulver in Joghurt o.ä. einrühren, da das Pulver pur genossen nicht unbedingt jedermanns Geschmack ist.

Was bedeutet überhaupt Übergewicht?

Übergewicht wird meist als Verhältnis zwischen Körpergröße und Gewicht ausgedrückt. Mit dem Body-Mass-Index (BMI) können Sie feststellen, ob Sie Übergewicht, Untergewicht oder Idealgewicht haben.

Der BMI wird nach einer einfachen Formel ermittelt, bei der das Verhältnis zwischen Körpergröße und Gewicht berechnet wird. Man teilt das Gewicht in Kilogramm durch das Quadrat der Größe in Metern. Ihren BMI können Sie im Online-Kundenbereich berechnen.

Nach der Deutschen Gesellschaft für Ernährung (DGE) liegt der ideale BMI bei Frauen zwischen 19 und 24, bei Männern zwischen 20 und 25.

Beispiel: Bei einer Größe von 172 cm wiegen Sie 85 Kilogramm. Das ergibt einen BMI von (85 : 1,72² = 85 : 2,9584) 28,73.

Wie Sie Gewicht verlieren oder zunehmen

Gene bestimmen, wie viele Fettzellen in Ihrem Körper sind und wie Ihr Stoffwechsel funktioniert. Manche Menschen werden gewissermaßen dick geboren, andere wiederum bleiben dünn - egal wie viel sie essen. Damit wird Ihr Körpergewicht und Aussehen von Faktoren beeinflusst, die Sie wenig beeinflussen können. Aber das bedeutet nicht, dass es Ihre Bestimmung ist, dick zu bleiben!

Wissenschaftlich betrachtet, entsteht Übergewicht, wenn eine Person mehr Kalorien zu sich nimmt als sie verbraucht. Einige Menschen sind genetisch vorprogrammiert, leichter übergewichtig zu werden, da sie weniger Kalorien zum Leben benötigen als dünnere Menschen.

Andere verbreitete Gründe für Übergewicht sind:

- einige Krankheiten können zu Übergewicht führen oder begünstigen, u.a. Schilddrüsenunterfunktion oder Cushing Syndrom
- Depressionen
- bestimmte neurologische Probleme, die zu übermäßiger Nahrungsaufnahme führen
- Medikamente wie z.b. Steroide und bestimmte Antidepressiva

Aber letztlich ist es völlig egal, aus welchem Grunde Sie übergewichtig sind bzw. Gewicht verlieren wollen – mit dem Einfach Abnehmen System können auch Sie es schaffen!

Vorteile eines gesunden Körpergewichts

Die Vorteile eines aus medizinischer Sicht ausgewogenen Körpergewichts sind vielfältig und zahlreich. Um nur ein paar zu nennen:

- geringeres Risiko für Herzerkrankungen und Herzinfarkt
- Vermeidung eines erhöhten Blutdruck
- Vermeidung von Diabetes
- Vermeidung von bestimmten Schmerzen, die mit einem hohen Körpergewicht einher gehen, insbesondere des Bewegungsapparates
- Verringerung des Risikos für verschiedene Krebserkrankungen

- Erhöhung des Selbstbewusstseins

Ein gesundes Körpergewicht kann eine große Verbesserung für Ihre Gesundheit und Ihr persönliches Wohlbefinden bringen. Sie sehen Dinge aus einer anderen Perspektive und Sie gehen Beziehungen mit anderen Menschen leichter und weniger belastet ein. Und Sie haben soviel überschüssige Energie, die Sie in Ihrem Leben einsetzen können.

Warum andere Diäten scheitern

Die „Rückfallquote", also der Anteil der Menschen, die mit einer Diät letztendlich scheitern, liegt bei etwa 98 %. Von 100 Menschen, die voller Zuversicht eine Diät starten, am Anfang vielleicht auch kleinere Erfolge haben, wiegen nach einem Jahr 98 genausoviel oder sogar mehr als vorher. Die Chance, beim Roulette zu gewinnen, ist damit um etwa ein Drittel höher als langfristig erfolgreich eine Diät abzuschließen.

Viele Menschen haben eine regelrechte Diätkarriere hinter sich, bei der sich eine Diät an die nächste anschließt. Und nach jeder Diätphase liegt das Ausgangsgewicht immer ein bisschen höher. So startete eine 16jährige junge Frau auf Anraten ihres Frauenarztes mit ihrer ersten Diät. Die junge Frau hungerte sich in zwei Monaten von 75 Kilo (bei 1,78 Metern Größe) auf 69 Kilo herunter, um dann innerhalb von vier Monaten wieder bei 79 Kilo zu landen. Unzählige Diäten und etwa 14 Jahre später war die heute 30 Jahre alte Frau bei 118 Kilo Körpergewicht angelangt. Nach jeder Diät setzte der JoJo-Effekt ein; nach fast jeder Diät waren hinterher ein paar Pfunde mehr drauf als vorher abgehungert wurden. Ein Teufelskreis!

Die Gründe, aus denen viele Diäten letztendlich scheitern, sind vielfältig, u.a.

- Die Diät sieht dauerhaft nicht erreichbare Ess- und Sportgewohnheiten vor. Wer hat schon am Tag zwei Stunden Zeit zum Joggen oder wird von einer Scheibe Knäckebrot satt?
- Bei vielen Diäten entsteht nach einiger Zeit Heisshunger. Die regulären Mahlzeiten werden zwar nach den Diätregeln verzehrt, aber spät abends kommt das Verlangen nach Schokolade, Salzgebäck etc.
- Während der Diät gibt es lange Phasen, in denen nicht weiter abgenommen oder sogar (geringfügig) zugenommen wird. Ohne Erfolge schwindet die Motivation schnell.
- Diäten zielen häufig auf eine einseitige Ernährung ab, sei es bestimmtes Obst, Suppen oder ähnliche Speisefolgen, die einem nach einer Woche recht schnell langweilig werden.
- Die Diät berücksichtigt nicht, dass eine zeitweilige Mangelernährung bei Rückkehr zu „normaler" Kost fast zwangsläufig einen „JoJo-Effekt" auslöst.

Das System im Detail

Nach unserem System gibt es keine starren Verbote. Denn das führt nur dazu, dass Sie besondere Lust auf das verbotene Lebensmittel bekommen. Bei unserem System gibt es auch kein mühsames Kalorienzählen. Das hält auf Dauer kaum einer durch und ist häufig undurchsichtig.

Wir geben Ihnen statt dessen einen Maßstab an die Hand, mit dem Sie viel einfacher die für Sie gesunden und wichtigen Lebensmittel zusammenstellen.

Es ist so einfach

Kombinieren Sie täglich nach Belieben die Lebensmittel, die Sie mögen, bis Sie 100 Lipos zusammen haben und Sie werden eine Basis für eine dauerhafte und gesunde Gewichtsabnahme gelegt haben.

Im Online-Kundenbereich können Sie, individuell auf Ihren Körper abgestimmt, auch Ihren persönlichen täglichen Lipopunkte-Wert berechnen. Dieser kann über oder unter dem Durchschnittswert von 100 Lipos liegen.

Mit dem Lipo-Punktesystem haben Sie auch eine einfache Kontrolle darüber, wie viel Sie von einem Lebensmittel essen können bzw. ob es Ihnen das Wert ist. 100 Gramm Kartoffelchips z.B. haben 46 Lipos. Diese 100 Gramm entsprechen also 46 %, also knapp die Hälfte, der für einen Tag vorgesehenen Lebensmittel. Wenn Sie 100 Gramm Kartoffelchips knabbern möchten, dann sollten Sie an diesem Tag nur noch Lebensmittel im Wert von 54 Lipos zu sich nehmen. Das entspricht in etwa einem Frühstück und einem Mittagessen oder einem Abendessen aus unseren Rezeptvorschlägen in dieser Broschüre. Sie sollten aber unbedingt darauf achten, dass Sie sich möglichst vielseitig ernähren, um ausreichend mit Nährstoffen versorgt zu sein. In dieser Broschüre haben wir Ihnen die Lipos für die wichtigsten Lebensmittel zusammengestellt. Im Onlinebereich finden Sie zusätzlich die Werte für viele weitere Lebensmittel. Daneben haben wir in dieser Broschüre außerdem leckere Rezeptvorschläge mit 100 Lipos pro Tag für eine Woche zusammengestellt. Viele weitere Rezepte finden Sie ebenfalls im Onlinebereich.

Zusätzlich verzehren Sie vor der ersten Mahlzeit des Tages eine Kapsel. Die sorgfältig ausgewählten Inhaltsstoffe unterstützen unser System, mit dem Sie Ihr Wunschgewicht erreichen wollen.

Trinken Sie genug! Wir empfehlen, 2 – 3 Liter Flüssigkeit am Tag zu sich zu nehmen. Das hört sich nach einer ganzen Menge an, aber 10 Gläser verteilt über den Tag ist nicht mehr ganz so schwer. Ein Glas vor dem Frühstück, jeweils zwei vor Mittag- und Abendessen und es sind nur noch fünf weitere Gläser, die sich über den Tag verteilen.

Häufige Fragen zu den Kapseln

Gibt es Nebenwirkungen?
Es sind keine Nebenwirkungen bekannt. Unsere Kapseln sind ein hochwertiges Lebensmittel aus deutscher Produktion und stehen unter sorgfältiger Kontrolle.

Wieviele Broteinheiten (BE) hat eine Kapsel?
Die Tagesmenge, also eine Kapsel, hat etwa 0,01 Broteinheiten (BE).

Wann sollten die Kapseln verzehrt werden?
Am besten ist es, wenn Sie die Kapsel vor der ersten
Mahlzeit des Tages verzehren. Die Wirkung des *Einfach
Abnehmen* Systems sollte in wenigen Tagen, spätestens
nach ein bis zwei Wochen eindeutig zu spüren sein.

Beinträchtigen die Kapseln die Wirkung der Anti-Baby-
Pille?
Nein, die Kapseln haben keinen Einfluss auf die Anti-Baby-
Pille.

Soll ich Sport treiben?
Das System ist so konzipiert, dass Sie keine kraft- und
zeitraubenden sportlichen Anstrengungen einplanen
müssen. Versuchen Sie trotzdem, sich etwas mehr zu
bewegen als früher - schon ein kleiner Spaziergang regt die
Fettverbrennung stärker an und unterstützt Ihren Kreislauf.

Was mache ich bei unregelmässigen Essenszeiten, ich
nehme kein Frühstück zu mir?
Wir empfehlen, die Kapseln vor der ersten Mahlzeit des
Tages zu verzehren. Wenn das z.B. mittags ist, dann ist
das die richtige Zeit.

Beachten Sie bitte, dass die Kapseln ein Bestandteil des
Gesamtsystems von Ernährung und Bewegung sind.

7 Goldene Regeln zum gesunden Abnehmen

1. Das Fett muss weg – erst einmal vom Teller! Nur 60 bis 70 Gramm am Tag sollten es sein und die sind schnell erreicht. (Eine Currywurst mit Pommes hat schon mehr als die Hälfte davon). Nehmen Sie nicht mehr als 30 bis 40 Gramm als Streich- und Kochfett zu sich.

2. Reduzieren Sie den Fettgehalt ihrer Lebensmittel wie Käse, Wurst, Milch und Joghurt um eine Stufe. Beispiel: Kaufen Sie statt einem 40%-igen Edamer jetzt den mit 30 Prozent. Oder: Statt Creme fraiche, lieber saure Sahne nehmen. Wichtig: Sie müssen nicht auf die absolute Magerstufe reduzieren. Eine Stufe tiefer reicht.

3. Essen Sie sich satt an Kohlehydraten wie Kartoffeln, Nudeln, Reis und Vollkornprodukten. Diese stärkereichen Lebensmittel sind praktisch fettfrei, haben mehr Volumen und sättigen gut und lang anhaltend.

4. Nehmen Sie fünf am Tag - und zwar fünf Portionen buntes, frisches Obst und Gemüse. So bekommen Sie täglich die wichtigsten natürlichen Vitamine und positiven Vitalstoffe. So bleiben Sie gesund, fit und bei Wohlbefinden.

5. Es gibt keine gesunden oder ungesunden Lebensmittel: Auch 2 bis 3 mal Fleisch in der Woche ist in Ordnung, schneiden Sie aber unbedingt die Fettränder ab. Süßigkeiten sind kein Tabu! Wichtig: Statt Schokolade (1 Tafel hat 35 Gramm Fett) lieber fettfreie Weingummis oder Russisch Brot wählen.

6. Schluss mit starren Verboten: Der Vorsatz "Nie wieder Süßes" lässt Sie garantiert nur an

Pralinen und Sahnetorte denken. Planen Sie ruhig etwas Schokolade oder ein paar Kekse ein. Totaler Verzicht führt nur zum Misserfolg.

7. Laufen oder mal etwas Walking statt Busfahren. Wenn Sie gar keine Zeit für Sport freischaufeln können: Bauen Sie so oft wie möglich kleine Bewegungsaktivitäten in Ihren Alltag ein!

Sport muss nicht Mord sein

Unser System sieht zwar nicht zwingend sportliche Aktivitäten vor, wir können Ihnen diese aber dennoch empfehlen. Zum einen wird unser System dadurch besser (schneller) funktionieren, zum anderen erhöhen Sie zusätzlich Ihr körperliches Wohlbefinden und Ihren Gesundheitsstand.

Wir empfehlen Ihnen, am Morgen einer gemäßigten sportlichen Aktivität nachzugehen, und zwar weil

- eine Trainingseinheit am Morgen Ihren Kreislauf anspringen lässt und ihn für bis zu 24 Stunden erhöht. Das bedeutet, Sie verbrennen den ganzen Tag mehr Kalorien, nur weil Sie am Morgen trainiert haben.
- Sie sich nach einem Training am Morgen den ganzen Tag voller Energie fühlen werden.
- viele Menschen finden, dass ein Morgentraining ihren Appetit reguliert – Sie haben weniger Hunger und sie suchen sich gesündere Lebensmittel aus.
- sich bei einem regelmäßigen Aufstehen zur selben Zeit Ihr endokrines System und Ihr circadianer Rhythmus daran anpassen. Dadurch bereitet sich Ihr Körper einige Stunden bevor Sie aufstehen auf das Aufstehen und Trainieren vor. Und das hat für Sie folgende Vorteile:
- Es ist bedeutend einfacher, aufzustehen. Wenn Sie jeden Tag zu einer anderen Zeit aufstehen und trainieren, dann ist Ihr Körper niemals vorbereitet.

- Ihr Kreislauf und alle beim Trainieren benötigten Hormone steigen bereits während Sie schlafen an. So fühlen Sie sich wacher und energiegeladener, wenn Sie dann tatsächlich aufwachen.
- Hormone bereiten Ihren Körper auf das Training vor, indem diese Blutdruck, Herzrhythmus und Blutfluss zu den Muskeln etc. regulieren.
- Für viele Menschen wird diese festgelegte Zeit an jedem Morgen zu etwas, auf das sie sich freuen. Es ist Zeit, die man sich geschaffen hat, um etwas Gutes für sich zu tun – für den Körper und Geist.
- Die Forschung hat gezeigt, dass Training zu geistiger Höchstleistung führt und zwar für bis zu zehn Stunden. Es macht keinen großen Sinn, diese Zeit zu verschlafen.
- Training am Morgen ist der einzige Weg, um sicher zu gehen, dass nicht irgendetwas anderes das Training aus Ihrem Terminkalender vertreibt. Wenn der Tag hektisch wird, dann wird das Training meistens zurückgestellt.
- Wenn es schwierig wird, eine bestimmte Zeit zum Trainieren zu finden, dann wird es jeder schaffen, 30 oder 60 Minuten früher aufzustehen. Wenn es nötig ist, dann gehen Sie etwas früher zu Bett. Die Forschung hat allerdings gezeigt, dass Menschen, die trainieren, einen besseren Schlaf haben und daher meistens auch weniger Schlaf benötigen.

Abnehmen mit Joggen

Von allen Sportarten haben sich Joggen und Walking als am Effektivsten gezeigt. Dabei sind das die Sportarten mit dem geringsten Bedarf an Ausrüstung. Eine geeignete Strecke ist meist schnell gefunden. Und viel mehr als ein paar gute Turnschuhe und ggf. Walkingstöcken braucht man nicht.

Wichtig ist dabei nur, dass man sich am Anfang nicht selbst überschätzt und mit einer zu hohen Geschwindigkeit startet. Das führt nur dazu, dass man nach ein paar Minuten entnervt aufgibt. Langsam anfangen und stetig steigern ist das Mittel der Wahl!

Trainingsplan

Lassen Sie sich nicht von vermeintlichen Traingsplänen im Internet abschrecken, nach denen schon 40 Minuten gelaufen werden muß, um auf eine Laufzeit von unter 23 Minuten für einen 5.000 Meter Lauf zu kommen.

Mit dem folgenden Trainingsplan können Sie als absoluter Einsteiger in nur 4 Monaten zum Läufer mit guter Ausdauer werden. Dabei steigert sich das Laufpensum kontinuierlich von anfangs 20 Minuten Laufen und Gehen bis auf 60 Minuten Laufen. Ausserdem haben wir noch einen Plan für den absoluten Anfänger, bei dem noch kleiner angefangen wird. Denn ein Trainingsplan nützt ja nicht viel, wenn schon die Einheiten der ersten Woche ein Hindernis sind.

Bitte versuchen Sie, die angegebenen Zeiten durchzulaufen. Machen Sie dabei bitte nicht den Fehler, ein zu hohes Tempo zu wählen. Sie sollten sich nach dem Laufen bereits auf das nächste Training freuen können.

In den ersten Wochen laufen Sie am besten zweimal – besser wäre dreimal. Ab der siebten Woche sollten Sie mindestens dreimal, höchstens viermal, laufen. Vergessen

Sie dabei bitte nicht, zwischen den Trainingseinheiten Erholungsphasen von mindestens einem Tag einzulegen. Suchen Sie sich eine flache Laufstrecke mit möglichst weichem Untergrund.

Wenn Sie die Einheiten der ersten Woche nicht schaffen, dann fangen Sie bitte mit dem Trainingsplan für den absoluten Anfänger an.

Vom Einsteiger zum guten Läufer

Woche 1
- 2 Minuten Laufen, 2 Minuten Gehen,
- 2 Minuten Laufen, 4 Minuten Gehen,
- 2 Minuten Laufen, 2 Minuten Gehen,
- 2 Minuten Laufen, 4 Minuten Gehen

20 Minuten Gesamtzeit

Woche 2
- 2 Minuten Laufen, 2 Minuten Gehen,
- 2 Minuten Laufen, 2 Minuten Gehen,
- 2 Minuten Laufen, 2 Minuten Gehen,
- 2 Minuten Laufen, 2 Minuten Gehen,
- 1 Minute Laufen, 3 Minuten Gehen

20 Minuten Gesamtzeit

Woche 3
- 3 Minuten Laufen, 2 Minuten Gehen,
- 3 Minuten Laufen, 2 Minuten Gehen,
- 3 Minuten Laufen, 2 Minuten Gehen,
- 3 Minuten Laufen, 4 Minuten Gehen

22 Minuten Gesamtzeit

Woche 4
- 5 Minuten Laufen, 2 Minuten Gehen,
- 3 Minuten Laufen, 2 Minuten Gehen,
- 5 Minuten Laufen, 2 Minuten Gehen,
- 3 Minuten Laufen, 2 Minuten Gehen

24 Minuten Gesamtzeit

Woche 5

- 5 Minuten Laufen, 2 Minuten Gehen,
- 3 Minuten Laufen, 2 Minuten Gehen,
- 4 Minuten Laufen, 2 Minuten Gehen,
- 5 Minuten Laufen, 2 Minuten Gehen

25 Minuten Gesamtzeit

Woche 6

- 5 Minuten Laufen, 2 Minuten Gehen,
- 3 Minuten Laufen, 2 Minuten Gehen,
- 5 Minuten Laufen, 2 Minuten Gehen,
- 6 Minuten Laufen, 2 Minuten Gehen

27 Minuten Gesamtzeit

Woche 7

- 5 Minuten Laufen, 2 Minuten Gehen,
- 7 Minuten Laufen, 2 Minuten Gehen,
- 5 Minuten Laufen, 2 Minuten Gehen,
- 4 Minuten Laufen, 2 Minuten Gehen

29 Minuten Gesamtzeit

Woche 8

- 6 Minuten Laufen, 2 Minuten Gehen,
- 10 Minuten Laufen, 2 Minuten Gehen,
- 5 Minuten Laufen, 2 Minuten Gehen,
- 5 Minuten Laufen, 3 Minuten Gehen

35 Minuten Gesamtzeit

Woche 9

- 6 Minuten Laufen, 2 Minuten Gehen,
- 12 Minuten Laufen, 2 Minuten Gehen,
- 5 Minuten Laufen, 2 Minuten Gehen,
- 4 Minuten Laufen, 3 Minuten Gehen

36 Minuten Gesamtzeit

Woche 10

- 9 Minuten Laufen, 2 Minuten Gehen,
- 10 Minuten Laufen, 2 Minuten Gehen,
- 15 Minuten Laufen, 3 Minuten Gehen

41 Minuten Gesamtzeit

Woche 11

- 10 Minuten Laufen, 2 Minuten Gehen,
- 10 Minuten Laufen, 2 Minuten Gehen,
- 9 Minuten Laufen, 2 Minuten Gehen,

- 5 Minuten Laufen, 3 Minuten Gehen
43 Minuten Gesamtzeit

Woche 12
- 11 Minuten Laufen, 2 Minuten Gehen,
- 12 Minuten Laufen, 2 Minuten Gehen,
- 12 Minuten Laufen, 2 Minuten Gehen,
- 5 Minuten Laufen, 3 Minuten Gehen
49 Minuten Gesamtzeit

Woche 13
- 14 Minuten Laufen, 2 Minuten Gehen,
- 15 Minuten Laufen, 2 Minuten Gehen,
- 16 Minuten Laufen, 3 Minuten Gehen
52 Minuten Gesamtzeit

Woche 14
- 20 Minuten Laufen, 2 Minuten Gehen,
- 19 Minuten Laufen, 2 Minuten Gehen,
- 9 Minuten Laufen, 3 Minuten Gehen
55 Minuten Gesamtzeit

Woche 15
- 25 Minuten Laufen, 2 Minuten Gehen,
- 24 Minuten Laufen, 2 Minuten Gehen,
- 2 Minuten Laufen, 2 Minuten Gehen
57 Minuten Gesamtzeit

Woche 16
- 28 Minuten Laufen, 4 Minuten Gehen,
- 26 Minuten Laufen, 2 Minuten Gehen
60 Minuten Gesamtzeit

Woche 17
- 41 Minuten Laufen, 2 Minuten Gehen,
- 17 Minuten Laufen
60 Minuten Gesamtzeit

Woche 18
- 60 Minuten Laufen
60 Minuten Gesamtzeit

Nach Abschluß dieses Programms können Sie eine Stunde joggen und haben eine gute Kondition. Von hier aus ist es ein relativ kleiner Schritt, um etwa für einen Halbmarathon zu trainieren. Ein Trainingsprogramm dafür wäre kürzer.

Vom absoluten Anfänger zum Einsteiger

Der Trainingsplan für Einsteiger sieht eine gewisse Grundkondition vor. Wenn Sie noch nicht so weit sind, dann fangen Sie mit diesem Plan an.

Woche 1 & 2
- 15 Minuten Gehen

15 Minuten Gesamtzeit

Woche 3 & 4
- 20 Minuten Gehen

20 Minuten Gesamtzeit

Woche 5
- 1 Minute Laufen, 9 Minuten Gehen
- 1 Minute Laufen, 9 Minuten Gehen

20 Minuten Gesamtzeit

Woche 6
- 1 Minute Laufen, 4 Minuten Gehen
- 1 Minute Laufen, 4 Minuten Gehen
- 1 Minute Laufen, 4 Minuten Gehen
- 1 Minute Laufen, 4 Minuten Gehen

20 Minuten Gesamtzeit

Woche 7
- 1 Minute Laufen, 3 Minuten Gehen
- 2 Minute Laufen, 4 Minuten Gehen
- 2 Minute Laufen, 4 Minuten Gehen
- 1 Minute Laufen, 3 Minuten Gehen

20 Minuten Gesamtzeit

Nach Abschluß dieses Programms sind Sie in der Lage, mit dem Trainingsplan für Einsteiger weiterzumachen. Das führt Sie in nur 18 Wochen zum Läufer mit guter Kondition, der eine Stunde joggen kann.

Beispielrezepte

Damit Sie gleich mit unserem System anfangen können, haben wir Ihnen hier Rezepte für die erste Woche zusammengestellt. Mit den Gerichten kommen Sie pro Tag auf 100 Lipos.

Sie können selbstverständlich auch Mahlzeiten untereinander tauschen oder wiederholen – ganz nach Ihrem Geschmack. Im Kundenbereich (siehe Online-Kundenbereich) können Sie sich einen individuellen Diätplan erstellen lassen.

Wir wünschen Ihnen viel Spaß bei der Zubereitung der leckeren Gerichte und einen guten Appetit.

Montag
- Frühstück: Süßes Brötchen
1 gr. Vollkornbrötchen (60 g), 1 TL Diätmargarine, 1 TL Konfitüre, Kaffee oder Tee, Süßstoff
- Vormittags: Käsebrot mit Radieschen
1 kl. Sch. (45 g) Vollkornbrot, 1 Sch. (25 g) Schnittkäse 40% Fett i.Tr., 1/2 Bund Radieschen, Salz, Pfeffer
- Mittagessen: Griechischer Salat, Baguette
1/2 kl. Kopfsalat, 1/4 Salatgurke in Scheiben, 1/2 rote Paprikaschote in Streifen, 3 schwarze Oliven, 30 g Feta 40% Fett i.Tr., Rotweinessig, Salz, Pfeffer, Oregano, 1 TL Olivenöl; dazu 90 g Vollkornbrot oder -baguette
Geputztes Salatgemüse auf einem Teller anrichten. Den Käse zerbröckeln und darauf verteilen. Für das Dressing Essig, Gewürze und Öl verrühren. Mit Oregano über den Salat geben.
- **Nachmittags: 1 kl. Birne** (100 g)
- Abendessen: Putenbrust mit Curryreis, Gemüse

50 g Vollkornreis, Salz, 1 Msp. Curry, 100 g Putenbrustfilet, Salz, Pfeffer, edelsüßes Paprikapulver, 2 TL Öl, 1 große Möhre in Würfeln, 1 Frühlingszwiebel in Ringen, 50 g Champignons in Scheiben, 1 TL Öl, Salz, Pfeffer, gehackte Petersilie
Reis mit Salz und Curry garen. Das Gemüse in 1 TL Öl andünsten, etwas Wasser angießen, alles zugedeckt etwa 10 Minuten garen. Mit Gewürzen und Petersilie abschmecken. Das Filet würzen und in 2 TL Öl braten. Mit Reis und Gemüse anrichten.

- **Snack: 2 Kiwis** (120 g)

Dienstag
- Frühstück: Orangen-Walnuss-Müsli
1 Orange (150 g) in Stücken, 2 EL Haferflocken (20 g), 2 TL gehackte Walnüsse, 1 Becher (150 g) fettarmer Naturjoghurt, 1 Prise Zimt, Kaffee oder Tee, Süßstoff
- **Vormittags: Obst**
1 mittelgroße Orange (150 g), 1 Kiwi (60 g)
- Mittagessen: Kartoffelsalat mit Putenbrust und Lauch
250 g Kartoffeln, 100 g Lauch in Ringen, 20 g geräucherte Putenbrust,1 TL Öl, Weißweinessig, Pfeffer, Salz, 1 EL Sauerrahm, Currypulver, 1 Msp. scharfer Senf, 1 EL gehackte Petersilie;
Kartoffeln kochen, pellen und in feine Scheiben schneiden. Putenbrust in Streifen schneiden. Essig, Gewürze, Rahm und Öl verrühren. Mit den übrigen Zutaten vorsichtig mischen.
- Nachmittags: Früchte mit Joghurt
1/2 Apfel (55 g), 1/2 Mandarine (30 g), 1/2 Becher (75 g) fettarmer Naturjoghurt, Zimt
- Abendessen: Seezunge mit Gemüsereis

125 g Seezungenfilet, 2 EL Zitronensaft, Salz, Pfeffer, 1 EL Öl, 45 g Vollkornreis, 1 große Möhre in Würfeln, 50 g frische oder Tiefkühl-Erbsen, 1 TL Diätmargarine, Salz, Pfeffer, gehackte Petersilie

Reis nach Packungsanweisung garen. Das Gemüse in wenig Wasser mit der Margarine bissfest garen, würzen. Mit der Petersilie unter den gegarten Reis mischen. Fischfilet waschen, trockentupfen, säuern und würzen. In Öl von beiden Seiten braten.

- **Snack: 1 kleine Birne** (100 g)

Mittwoch

- Frühstück: Birnen-Nuss-Müsli

1 kleine Birne (100 g), 2 EL Haferflocken (20 g), 2 TL gehackte Haselnüsse, 1 Becher (150 g) fettarmer Joghurt, 1 Prise Zimt, Kaffee oder Tee, Süßstoff

- Vormittags: Camembertbrot, Radieschen

1 kl. Scheibe (45 g) Vollkornbrot, 25 g Camembert 30% Fett i.Tr., einige Radieschen

- Mittagessen: Schlemmerbaguette mit Paprikastreifen

90 g Vollkornbaguette, 2 Salatblätter, 20 g Geflügelwurst, 30 g Weichkäse 30% Fett i.Tr., je 1/2 gelbe und rote Paprikaschote in Streifen

Baguette in zwei Hälften teilen, längs aufschneiden. Eine Hälfte mit Salat und Wurst belegen, die andere mit Salat und Käse.

- **Nachmittags:** 100 g **Ananas**
- Abendessen: Filetstreifen auf Paprikagemüse, Nudeln, Salat

55 g Vollkornnudeln (z.B. Bandnudeln, Spiralen), 1 Prise Salz, 75 g Schweinefilet in Streifen, 1 kl. feingehackte Zwiebel, 1/2 zerdrückte Knoblauchzehe, je 1/2 gelbe und

rote Paprikaschote, 3 Salbeiblättchen, Thymian, 2 TL
Olivenöl, 1 TL Weizenmehl Type 1050, 75 ml Instant-
Gemüsebrühe, Salz, Pfeffer
Für den Salat: 100 g Eisbergsalat in Streifen, Salz, Pfeffer,
Essig, 1 TL Öl, Kresse
Nudeln kochen. 1 TL Öl in einer Pfanne erhitzen. Fleisch
braten, herausnehmen. Gemüse im restlichen Öl anbraten,
Kräuter zugeben, mit Mehl bestäuben. Brühe unterrühren,
würzen, 5 Minuten garen. Fleisch abschmecken, auf dem
Gemüse anrichten.

- **Snack: 1 mittelgroßer Pfirsich** (125 g)

Donnerstag

- Frühstück: Beeren-Müsli

100 g Himbeeren, 40 g Weintrauben, 2 EL Haferflocken (20
g), 200 ml Buttermilch, Kaffee oder Tee, Süßstoff

- Vormittags: Camembertbrot, Radieschen

1 kl. Scheibe (45 g) Vollkornbrot, 25 g Camembert 30% Fett
i.Tr., einige Radieschen

- Mittagessen: Heringssalat, Baguette

50 g Bismarckhering, 1/2 Apfel (55 g) in Spalten, 1/2
Mandarine (30 g) in Spalten, 1 kleine fein gehackte
Zwiebel, 1/2 Becher (75 g) fettarmer Joghurt, 1/2 TL Senf,
Pfeffer; dazu 60 g Vollkornbaguette oder -brot
Hering in Stücke schneiden. Mit Zwiebel, Fruchtstücken,
Joghurt, Senf und Pfeffer mischen.

- **Nachmittags:** 120 g **Pflaumen**
- Abendessen: Goldbarsch mit Kräuterkruste,
  Pellkartoffeln, Salat

200 g Kartoffeln, 125 g Goldbarschfilet, etwas Zitronensaft,
Salz, Pfeffer, 1 TL Diätmargarine, 1 kl. fein gehackte
Zwiebel, 1 EL Paniermehl, 1 EL fettarme Milch, gemahlener
Koriander, 1 TL gehackte Kräuter, 1 Msp. Senf

Für den Salat: 100 g geputzter Feldsalat, Apfelessig, 1 TL Walnussöl, Salz, Pfeffer, Süßstoff
Kartoffeln kochen. Den Fisch säubern, säuern, leicht salzen und in eine feuerfeste Form legen. Zwiebel in der Margarine glasig dünsten, Paniermehl kurz mitrösten. Topf vom Herd nehmen. Milch, Kräuter, Senf und Gewürze unter die Masse rühren, auf den Fisch streichen. Bei 200°C etwa 15 Minuten im Backofen garen.

- Snack: Fruchtmix, Kekse

1 Tasse heißen Erdbeertee mit 50 ml Apfelsaft verrühren, dazu 2 Vollkornkekse (10 g)

Freitag

- Frühstück: Grapefruit-Müsli

2 1/2 EL Haferflocken (25 g), 1/2 rosa Grapefruit (130 g) in Stücken, 1 Becher (150 g) fettarmer Joghurt, 1 Prise Zimt, 1 TL Sesam, Kaffee oder Tee, Süßstoff

- **Vormittags: 1 kl. Apfel** (110 g), **1 Kiwi** (60 g)
- Mittagessen: Kartoffelsalat mit Schinken und Radieschen

210 g fest kochende Kartoffeln, 5 Radieschen in Scheiben, 1 Sch. (25 g) magerer Kochschinken in Streifen, 1 kleine fein gehackte Zwiebel, 50 g frische oder Tiefkühl-Erbsen, 1/2 Tasse Instant-Gemüsebrühe, Salz, Pfeffer, Weißweinessig, 1 Msp. Senf, 1 TL Öl, Kresse
Kartoffeln kochen, pellen, in Scheiben schneiden. Erbsen in der Brühe bissfest garen, samt Brühe zu den Kartoffeln geben. Etwas abkühlen lassen. Zwiebel, Schinken und Radieschen untermischen. Für das Dressing Essig, Würzzutaten und Öl verrühren. Mit der Kresse unter den Salat mischen.

- **Nachmittags: 1 kl. Apfel** (110 g)
- Abendessen: Spaghetti Bolognese, Salat

60 g Vollkorn-Spaghetti, Salz, 1 TL Olivenöl, 1 kl. fein gehackte Zwiebel, 1/2 zerdr. Knoblauchzehe, 75 g mageres Hackfleisch, 1 gewürfelte Möhre, 1/4 Packung (125 g) passierte Tomaten, Pfeffer, Salz, Oregano, 10 g geriebener Parmesan
Für den Salat: 100 g Eisbergsalat in Streifen, 1/4 Salatgurke in Würfeln, Essig, Pfeffer, Salz, Süßstoff, 1 TL Öl, Dill
Nudeln bissfest kochen. Zwiebel, Knoblauch und Möhre in Öl anschwitzen. Fleisch darin braten. Tomaten unterrühren, abschmecken. Nudeln mit Soße und Parmesan anrichten. Dazu Eisberg-Gurken-Salat.
- **Snack:** 100 g **Ananas**

Samstag
- Frühstück: Ananas-Müsli
2 EL Haferflocken (20 g), 100 g Ananasstücke, 1 Becher (150 g) fettarmer Joghurt, Kaffee oder Tee, Süßstoff
- Vormittags: Süßes Knäckebrot, Grapefruit
1 Sch. (10 g) Knäckebrot, 1 TL Diätmargarine, 1/2 TL Konfitüre, dazu 1/2 rosa Grapefruit (130 g), Süßstoff
- Mittagessen: California-Sandwich
60 g Vollkorntoast, 1 EL Sauerrahm, 1 TL Senf, Salz, Pfeffer, 2 Salatblätter, 50 g geräucherte Putenbrust in Scheiben, 1 Orange (150 g)
Brot toasten. Orange filetieren, Saft auffangen. Rahm, Senf, etwas Saft und Gewürze verrühren. Die Hälfte der Brotscheiben damit bestreichen. Mit Salat, Putenbrust und Orangenfilets belegen. Übriges Brot darüber legen.
- **Nachmittags:** 120 g **Pflaumen**
- Abendessen: Putenbrust mit Curryreis, Gemüse
50 g Vollkornreis, Salz, 1 Msp. Curry, 100 g Putenbrustfilet, Salz, Pfeffer, edelsüßes Paprikapulver, 2 TL Öl, 1 große Möhre in Würfeln, 1 Frühlingszwiebel in Ringen, 50 g

Champignons in Scheiben, 1 TL Öl, Salz, Pfeffer, gehackte Petersilie
Reis mit Salz und Curry garen. Das Gemüse in 1 TL Öl andünsten, etwas Wasser angießen, alles zugedeckt etwa 10 Minuten garen. Mit Gewürzen und Petersilie abschmecken. Das Filet würzen und in 2 TL Öl braten. Mit Reis und Gemüse anrichten.
· **Snack: 2 Kiwi** (120 g)

Sonntag
· Frühstück: Birnen-Nuss-Müsli
1 kleine Birne (100 g), 2 EL Haferflocken (20 g), 2 TL gehackte Haselnüsse, 1 Becher (150 g) fettarmer Joghurt, 1 Prise Zimt, Kaffee oder Tee, Süßstoff
· Vormittags: Tomatenbrot
1 kl. Sch. (45 g) Vollkornbrot, 1 TL Diätmargarine, 1 Tomate in Scheiben, Schnittlauchröllchen

· Mittagessen: Feldsalat mit Äpfeln, Käsebrot
100 g geputzter Feldsalat, 1 kl. Apfel (110 g), 1 TL gehackte Walnüsse, 1 EL Zitronensaft, 1 EL Apfelessig, 1 TL Walnussöl, Pfeffer, Salz, Süßstoff
dazu 60 g Vollkornbrot oder –baguette, 1 Sch. (25 g) Tilsiter 30% Fett i.Tr.
Apfel in Würfel schneiden, sofort mit Zitronensaft beträufeln. Auf dem Feldsalat anrichten. Mit Nüssen bestreuen. Für das Dressing Essig, Gewürze und Öl verrühren.
· Nachmittags: Tee, Kekse
Früchtetee nach Belieben, dazu 20 g Vollkornkekse
· Abendessen: Tagliatelle mit Lachsfilet in Brokkolirahm, Salat
60 g Vollkorn-Bandnudeln, 50 g geputzte Brokkoliröschen, etwas Gemüsebrühe, 1 kl. fein gehackte Zwiebel, 1 TL Öl, 1

EL Zitronensaft, 50 g Lachsfilet in Stücken, 2 EL Sauerrahm, Salz, Pfeffer
Für den Salat: 100 g Blattsalat (z.B. Chicorée, Eichblatt-, Eisbergsalat), 5 Kirschtomaten, Essig, 1 EL Öl, Salz, Pfeffer, Schnittlauch
Nudeln bissfest kochen. Brokkoli in der Brühe etwa 5 Minuten garen. Zwiebel in Öl andünsten, Zitronensaft und etwas Brokkolisud unterrühren. Lachs darin zugedeckt bei kleiner Flamme etwa 5 Minuten gar ziehen lassen. Rahm und Brokkoli unterziehen, abschmecken.

- **Snack: 1 kleine Birne** (100 g)

Lipos für ausgewählte Lebensmittel

Nachfolgend wollen wir Ihnen für einen schnellen und erfolgreichen Start mit unserem System die Lipos ausgewählter Lebensmittel an die Hand geben. Im Kundenbereich (siehe Online-Kundenbereich) haben wir Ihnen die Lipos für über 10.000 Lebensmittel zusammengestellt.

Milch und Milchprodukte

Frischmilch, 3,5 %	Glas	10
Magermilch, 1,5 %	Glas	6
Kondensmilch	TL	1
Saure Sahne	EL	2
Süße Sahne	EL	4
Fettarmer Fruchtjoghurt	Becher	12
Camembert, 45 %	100 g	25
Emmentaler, 30 %	100 g	24
Harzer Käse	100 g	16
Rahmkäse, 60 %	100 g	26
Schweizer Käse	100 g	33
Magerquark	100 g	7
Hüttenkäse	100 g	11
Schmelzkäse, 45 %	Ecke	16
Chester, 50 %	100 g	36
Edamer	100 g	26
Gouda, 45 %	100 g	33
Parmesan	EL	3

Fleisch

Rind, mager	100 g	15

Rind, mittelfett	100 g	20
Rind, fett	100 g	25
Kalb	100 g	9
Schwein, mager	100 g	12
Schwein, mittelfett	100 g	23
Schwein, fett	100 g	33
Hammel, mager	100 g	17
Hammel, mittelfett	100 g	21
Wild (Reh, Hase, etc)	100 g	8

Wurst und Aufschnitt

Fleischwurst	100 g	30
Frankfurter Würstchen	Paar	21
Wiener Würstchen	Paar	16
Dauerwurst / Hartwurst	100 g	43
Leberwurst	100 g	37
Blutwurst	100 g	39
Mettwurst	100 g	44
Speck, durchwachsen	100 g	50
Roastbeef	100 g	24
Schinken, roh	100 g	29
Schinken, gekocht	100 g	23
Lachsschinken	100 g	11
Ochsenzunge	100 g	14

Geflügel

½ Huhn, gebraten	350 g	30
Ente	100 g	16
Truthahn	100 g	14

Fisch

Aal	100 g	17

Bückling, geräuchert	100 g	12
Forelle	100 g	4
Kabeljau	100 g	6
Rollmops	Stück	16
Ölsardine	100 g	20
Muscheln	100 g	6
Makrele, geräuchert	100 g	17
Thunfisch ohne Öl	100 g	25

Eier

Ei	Stück	7
Eigelb	Stück	6
Eiweiß	Stück	2

Nüsse

Mandeln	100 g	54
Paranüsse	100 g	60
Haselnüsse	100 g	58
Kokosnuss	100 g	33
Erdnüsse	100 g	54
Walnüsse	100 g	59

Gemüse und Salate

Blumenkohl	100 g	1
Endivie	100 g	1
Gurke	100 g	0
Karotten	100 g	2
Kopfsalat	100 g	1
Radieschen	100 g	1
Sellerie	100 g	2
Spinat	100 g	1
Weißkohl	100 g	1
Wirsing	100 g	2

Kohlrabi	100 g	1
Lauch	100 g	2
Rosenkohl	100 g	3
Rote Beete	100 g	2
Spargel	100 g	1
Sauerkraut	100 g	2
Aubergine	100 g	2
Broccoli	100 g	3
Champignons	100 g	2
Zwiebeln	100 g	3
Erbsen	100 g	5
Paprika	100 g	2
Linsen	100 g	29
Tomaten	100 g	1

Kartoffeln und Kartoffelprodukte

Kartoffel	100 g	7
Kartoffelbrei	100 g	4
Kartoffelklösse	100 g	9
Kartoffelchips	100 g	46
Pommes Frites	100 g	24

Obst

Apfel	Stück	5
Ananas, ungezuckert	Scheibe	3
Banane	Stück	9
Blaubeeren	100 g	5
Birne	Stück	6
Aprikose	Stück	2
Datteln, getrocknet	100 g	28
Feigen, getrocknet	100 g	22
Pfirsich	Stück	8
Pflaume	Stück	0
Avocado	Stück	30

Brombeeren	100 g	15
Kirschen	100 g	5
Weintrauben	100 g	6
Melone	Stück	2
Orange	Stück	5
Rosinen	100 g	21
Himbeeren	100 g	11
Erdbeeren	100 g	3
Mandarine	Stück	1

Getreide und Getreideprodukte

Mehl	100 g	31
Reis	100 g	30
Cornflakes	100 g	33
Haferflocken	EL	4
Weizenkeime	EL	5

Teig- und Backwaren

Vollkornbrot	Scheibe	9
Roggenbrot	Scheibe	9
Weizenschrotbrot	Scheibe	8
Knäckebrot	Scheibe	3
Weißbrot	Scheibe	9
Brötchen	Stück	10
Zwieback	Stück	4
Butterkeks	Stück	2
Blätterteig	100 g	35
Nudeln	100 g	33

Fette und Öle

Butter und Margarine	EL	10
Kokosfett	EL	12
Öl	EL	12

Mayonnaise	EL	13

Süßigkeiten und Süßspeisen

Zucker	TL	5
Schokolade	100 g	47
Marzipan	100 g	38
Bonbons	100 g	33
Praline	Stück	5
Marmelade	TL	2
Gelatine	Blatt	1
Honig	TL	2
Apfelstrudel	Stück	10
Götterspeise	Becher	7
Fruchtpudding	Becher	12
Grieß	EL	4

Getränke

Cola	Glas	11
Limonade	Glas	7
Mineralwasser	Glas	0
Tee	Glas	0
Kaffee	Glas	0
Bier	Glas	10
Weißbier	Glas	10
Apfelwein	Glas	10
Wein	Glas	7
Sherry	Glas	6
Portwein	2 cl	6
Whiskey	2 cl	10
Gin	2 cl	5
Rum	2 cl	6
Cognac	2 cl	5

Notizen

Meine Erfolgstabelle

Datum	Gewicht	Umfang		
		Bauch	Ober-schenkel	Po

9 783734 742620